AF500866

SUR L'INSALUBRITÉ

DES

RÉSIDUS PROVENANT DES DISTILLERIES

ET SUR LES

MOYENS PROPOSÉS POUR Y REMÉDIER.

EXTRAIT

DES

ANNALES D'HYGIÈNE PUBLIQUE ET DE MÉDECINE LÉGALE,

2e SÉRIE, 1859, T. XI.

Journal rédigé : par MM. Adelon, Andral, Boudin, Brierre de Boismont, Chevallier, Devergie, Gaultier de Claubry, Guérard, Lassaigne, Michel Lévy, Mêlier, P. de Pietra-Santa, Ambr. Tardieu, Trébuchet, Vernois, Villermé.

Publié depuis 1829, tous les trois mois, par cahiers de 250 pages avec planches.

PRIX DE L'ABONNEMENT :

Pour Paris : 18 fr. par an. — Pour les départements (*franco*) : 21 fr.

On s'abonne à Paris, chez J.-B. BAILLIÈRE et FILS, 19, rue Hautefeuille.

PARIS. — Imprimerie de L. MARTINET, rue Mignon, 2.

SUR L'INSALUBRITÉ

DES

RÉSIDUS PROVENANT DES DISTILLERIES

ET SUR LES

MOYENS PROPOSÉS POUR Y REMÉDIER,

RAPPORT

PRÉSENTÉ AUX COMITÉS RÉUNIS D'HYGIÈNE PUBLIQUE
ET DES ARTS ET MANUFACTURES,

PAR

M. le Dr Ad. WURTZ,

Professeur à la Faculté de médecine, membre de l'Académie impériale de médecine
et du Comité consultatif d'hygiène publique.

PARIS,

J.-B. BAILLIÈRE ET FILS,

LIBRAIRES DE L'ACADÉMIE IMPÉRIALE DE MÉDECINE,

Rue Hautefeuille, 19.

Londres, H. BAILLIÈRE, 219, Regent-Street.
New-York, H. BAILLIÈRE, 290, Broadway.

MADRID, C. BAILLY-BAILLIÈRE, CALLE DEL PRINCIPE, 11.

1859.

SUR L'INSALUBRITÉ

DES

RÉSIDUS PROVENANT DES DISTILLERIES

ET SUR LES

MOYENS PROPOSÉS POUR Y REMÉDIER.

La fabrication de l'alcool est aujourd'hui l'objet d'une de nos industries les plus importantes. On prépare ce produit, comme chacun sait, en soumettant à la distillation le vin ou d'autres liquides fermentés. Tous les liquides sucrés sont susceptibles d'éprouver la fermentation alcoolique. Parmi ceux que l'industrie a le plus employés dans ces dernières années, nous citerons le jus de betteraves, les mélasses étendues d'eau, et les moûts sucrés qu'on peut préparer avec les céréales ou avec d'autres matières renfermant de l'amidon. La disette des vins a donné une grande impulsion aux opérations qui ont pour but l'extraction de l'alcool de ces liquides fermentés. Lorsque les parties spiritueuses en ont été séparées par la distillation, il reste un résidu aqueux chargé de tous les matériaux fixes que renfermaient les vins. Ce résidu constitue les vinasses. Suivant la nature des liquides qui ont été soumis à la distillation, elles offrent une composition et une concentration différentes.

Les plus concentrées sont celles qui résultent de la distillation des mélasses. Elles sont assez riches pour qu'on puisse en extraire avec avantage divers sels et notamment du carbonate de potasse.

Les vinasses qui constituent les résidus de la distillation de l'alcool de grains sont chargées de débris cellulaires et de matières organiques solubles qui les rendent propres à l'alimentation des bestiaux. Cet emploi est devenu obligatoire à la suite d'un décret rendu au mois de novembre dernier. Les vinasses dont il s'agit ne peuvent donc point être rejetées au dehors des usines dans lesquelles elles sont produites.

Il n'en est point de même de celles qui résultent de la distillation de l'alcool de betteraves. Moins concentrées que les précédentes, elles ne peuvent servir ni à la fabrication des sels de potasse ni à l'alimentation du bétail. Leur volume est quelquefois énorme. Il existe des usines qui en produisent jusqu'à 200 ou même 300 mètres cubes par jour. On a évalué à 3 000 000 de mètres cubes le volume total des vinasses produites par les distilleries du département du Nord, pendant la campagne de 1857.

Pour se débarrasser de ces résidus, on prend ordinairement le parti de les évacuer dans les cours d'eau. Il en est résulté dans certaines localités les plus graves inconvénients.

Dans les départements du Nord et du Pas-de-Calais, où l'industrie de la distillation a pris les plus grands développements, les cours d'eau ont en général un débit et une pente très faibles. Les vinasses qu'on y a déversées les ont corrompus. Ces résidus renferment en effet des matières organiques capables de se putréfier au sein de l'eau. Elles y sont contenues sous deux formes différentes : à l'état de simple suspension, à l'état de dissolution complète. D'après des analyses qui ont été faites par M. Meurein, membre du conseil central d'hygiène et de salubrité du département du Nord, 1 litre de vinasse renferme environ 8 grammes de matières organiques insolubles, 11 grammes de matières organiques dissoutes, et 7 grammes de substances minérales. Un échantillon de vinasse qui a été remis à la commission, et analysé par les soins de M. Bussy, était moins concentré que le précédent. Il ne renfermait par litre que 2gr,2 de matières en suspension, et 7 grammes de matériaux solubles. Nous devons ajouter qu'au sortir des chaudières les vinasses contiennent une petite quantité d'un acide minéral puissant, ordinairement de l'acide sulfurique.

Quoi qu'il en soit, lorsque ces résidus sont déversés dans les cours d'eau, les débris cellulaires et en général les matières organiques insolubles qu'ils renferment se déposent au fond ou le long des bords, s'accumulent dans les sinuosités ou dans les profondeurs, partout où le courant est faible, y forment des couches plus ou moins épaisses qui se putréfient lentement en dégageant des gaz auxquels l'hydrogène sulfuré vient se mêler souvent. Les matières solubles elles-mêmes prennent part à cette fermentation. Devenues insolubles en partie, elles forment à la surface cette écume blanche et ces pellicules irisées qui empêchent la dissolution de l'air dans l'eau. Dans cet état, les eaux corrompues deviennent impropres aux usages domestiques, tuent le poisson, infectent les puits qu'elles alimentent, et exhalent au loin une odeur repoussante. Ces faits se sont produits dans maintes localités du Nord, Le Cojeul, la Sensée, le canal de Roubaix, le canal d'Aire à la Bassée, la Deule, la Scarpe, l'Escaut lui-même ont été infectés.

Les autorités locales se sont émues d'un état de choses qui a soulevé les plaintes unanimes et réitérées des populations.

Sur l'avis des conseils d'hygiène, les préfets du Nord et du Pas-de-Calais ont prescrit diverses mesures qui semblaient devoir améliorer les conditions de salubrité qu'on voulait rétablir avant tout. Néanmoins le mal a persisté et a éveillé toute la sollicitude de S. Exc. le ministre de l'agriculture, du commerce et des travaux publics. Par ses ordres, une commission d'enquête composée de MM. Chevreul, président, Mêlier, Féburier et Wurtz, s'est rendue sur les lieux et a visité les usines qui avaient été l'objet des plaintes les plus vives. L'honorable M. Chevreul a rendu compte de cette mission dans un rapport qui est devenu la base de celui que nous avons l'honneur de vous présenter aujourd'hui.

Avant de sanctionner les propositions de la commission d'enquête, M. le ministre a voulu les soumettre aux lumières réunies des comités d'hygiène et des arts et manufactures. Dans votre séance du 8 mai, M. le président vous a informés des désirs de Son Excellence, et a chargé une commission composée de MM. Rayer, président, Chevreul, Julien, Mêlier, Bussy, Baumes, Féburier, Lechatelier, Detaille, Wurtz, de vous soumettre un rapport sur la grave question dont l'examen vous a été déféré.

Organe de cette commission, je vais essayer de vous rendre compte de ses travaux.

Elle s'est principalement appliquée à la recherche et à l'examen des moyens les plus propres à remédier aux dangers résultant de l'évacuation des vinasses dans les cours d'eau.

Ces moyens sont les suivants :

1° Substitution de l'acide chlorhydrique à l'acide sulfurique pour la fermentation du jus de betteraves ;

2° Traitement des vinasses par la chaux, et épuration des liquides ainsi traités dans des bassins de dépôt ;

3° Filtration des vinasses à travers un sol argileux drainé ;

4° Emploi des vinasses comme engrais liquides sur des terres en culture ;

5° Leur absorption par des boit-tout.

Nous allons décrire sommairement ces divers procédés.

Substitution de l'acide chlorhydrique à l'acide sulfurique. — L'acide sulfurique qu'on ajoute généralement au jus de betteraves a pour effet de transformer le sucre ordinaire qu'il renferme en sucre de fruits fermentescible. Lorsque les vins ou les vinasses qu'ils laissent après la fermentation sont neutralisés par la chaux, il en résulte du sulfate de chaux, qui reste dissous dans le liquide et qui s'y trouve en présence des matières organiques qu'il renferme. Or, on a reconnu depuis longtemps que, dans ces circonstances, le sulfate de chaux peut se réduire en sulfure qui, en se décomposant sous l'influence de l'eau et de l'acide carbonique, devient une source d'hydrogène sulfuré. La formation des sulfures et le dégagement de l'hydrogène sulfuré ont été constatés dans les cours d'eau des départements du Nord qui reçoivent une grande masse d'eaux industrielles. Les bateaux qui naviguent sur ces cours d'eau noircissent quelquefois dans l'espace de huit jours, par suite de la formation du sulfure de plomb à leur surface. Dans les faubourgs de Lille, certaines industries de luxe ont été obligées de se déplacer à cause des émanations sulfhydriques qui noircissent, comme on sait, certains métaux et particulièrement l'argent. La cause première, la condition indispensable de ces émanations est la présence simultanée dans les eaux des sulfates et des matières organiques. Beaucoup d'eaux courantes renferment naturellement une petite quantité de sulfates, toutes renferment des traces de matières organiques. Mais, dans les conditions normales, l'air que l'eau dissout au contact de l'atmosphère empêche la réduction des sulfates. Que la proportion des matières organiques vienne à augmenter notablement, cet air tendra à disparaître, et aussitôt pourra commencer la formation des sulfures. Cette action réductrice que les matières organiques contenues dans les vinasses exercent sur les sulfates a été mise hors de doute par M. Chevreul, qui a bien voulu entreprendre quelques expériences à ce sujet (1).

Introduire des matières organiques dans un cours d'eau qui renferme naturellement des traces de sulfates, c'est donc se placer dans une mauvaise condition ; introduire à la fois des matières organiques et des sulfates, c'est évidemment aggraver le mal.

A ce point de vue la substitution de l'acide chlorhydrique à l'acide sulfurique dans la fermentation du jus de betteraves ne peut avoir que de bons effets. On doit d'autant moins hésiter à encourager l'emploi du premier de ces acides qu'il a déjà été éprouvé et accepté par la pratique.

Des hommes compétents dans la question, industriels, agriculteurs, membres du conseil d'hygiène du département du Nord, chargés de l'étude des mesures propres à prévenir l'in-

(1) Voici la note que M. Chevreul a remise à la Commission :

« Une vinasse B, provenant du travail des betteraves par les râpes et » les presses, et dans laquelle l'acide chlorhydrique a été substitué à » l'acide sulfurique, étendue de deux fois son volume d'eau distillée, » puis renfermée dans un flacon à l'émeri, sans le contact de l'atmosphère, » n'a pas subi d'altération putride dans le temps où deux échantillons de » la même vinasse B, étendus du double de leur volume, l'un d'eau de » Seine, l'autre d'eau de puits, sont devenus très sulfureux. Le sulfure » s'est manifesté dans l'eau de Seine vingt-quatre heures avant d'être » sensible dans l'eau de puits. L'odeur du dernier mélange était plus » fétide que celle de la vinasse additionnée d'eau de Seine.

» Ces trois expériences démontrent l'influence de l'eau sur l'infection. » Avec l'eau distillée, il n'y en a pas eu, tandis qu'elle a eu lieu avec » des eaux contenant des sulfates. D'où l'on déduit la conséquence que » l'acide chlorhydrique, substitué à l'acide sulfurique, ne prévient pas le » développement des sulfures, si les eaux auxquelles se mêlent les » vinasses renferment des sulfates

» Je dois ajouter qu'une vinasse A, provenant d'une opération où » l'acide chlorhydrique avait été employé, n'a point donné de sulfure » dans les circonstances où B en a donné.

» En outre une vinasse C, provenant d'une opération où l'acide sul» furique avait été employé, n'a point donné de sulfure dans les circon» stances où B en a donné. »

fection des cours d'eau, ont indiqué l'emploi de l'acide chlorhydrique. Sur leur avis, l'autorité locale en a prescrit l'usage, et un certain nombre de fabricants se sont conformés jusqu'à ce jour à cette prescription. Il est donc incontestable que l'acide chlorhydrique peut être substitué à l'acide sulfurique dans l'opération dont il s'agit, sans qu'il en résulte un dommage sérieux pour la fabrication. On a remarqué qu'il attaquait les soudures dans les appareils dispendieux où l'on distille les vins encore acidulés. Il est facile de remédier à cet inconvénient en neutralisant les vins avant la distillation.

En résumé, la commission est d'avis qu'il y a lieu d'apporter certaines restrictions à l'emploi de l'acide sulfurique. Elle pense qu'à l'avenir il ne faudrait autoriser l'évacuation des vinasses provenant du traitement des jus par cet acide que dans des cours d'eau offrant un débit considérable, eu égard au volume des vinasses.

Malheureusement l'hydrogène sulfuré n'est pas la seule cause de l'infection des cours d'eau dans les départements du nord. Les matières organiques prennent la plus large part aux altérations qui s'y produisent. Qu'a-t-on fait, que peut-on faire pour empêcher ou du moins pour amoindrir ces réactions funestes?

L'indication qu'il s'agirait de remplir consisterait non-seulement à clarifier les vinasses, en précipitant et en retenant les matières organiques qu'elles tiennent en suspension, mais encore à séparer les matières organiques dissoutes. Clarifier les vinasses par filtration ne semble pas une opération bien difficile à réaliser dans la pratique. Mais cette opération, quoique très utile, n'est pas d'une efficacité absolue. Une vinasse simplement clarifiée par filtration n'est pas encore une eau salubre; elle ne le devient que lorsqu'elle est débarrassée, sinon de la totalité, du moins de la plus grande partie des matières organiques qu'elle tient en dissolution. Ce dernier résultat est plus difficile à atteindre.

Traitement par la chaux. — Parmi les moyens qui ont été indiqués pour clarifier les vinasses et pour leur enlever une portion des matières organiques qu'elles tiennent en dissolution, nous devons citer en première ligne le traitement par la chaux dont les effets utiles, pour la clarification des eaux impures, ont été signalés depuis longtemps par M. Chevreul. Cette matière est très abondante et à vil prix dans les départements du nord. Son emploi a été reconnu avantageux, et a été prescrit par l'autorité locale de ces départements.

Lorsqu'à une vinasse trouble on ajoute un léger excès de lait de chaux, de manière que la liqueur soit faiblement alcaline, il s'y forme un précipité floconneux, et le liquide s'éclaircit peu à peu. Soit qu'elle agisse en se combinant aux matières azotées, soit qu'elle exerce cette action particulière que M. Chevreul a désignée sous le nom d'affinité capillaire, la chaux produit dans ces circonstances un double effet : elle entraîne les matières suspendues, elle précipite une portion des matières organiques dissoutes.

D'après les expériences de M. Kuhlmann, la chaux peut séparer d'une vinasse environ le tiers des matières organiques qu'elle tenait en dissolution.

Ces résultats ont fixé l'attention de la Commission qui demeure convaincue que la chaux est un agent utile pour la purification des vinasses. Nous indiquerons plus loin une réserve qu'elle a cru devoir exprimer relativement à l'emploi de cette substance.

Au surplus, il n'est pas inutile de rappeler ici les bons résultats que l'on a obtenus en Angleterre, en traitant les eaux d'égout par la chaux. Sans qu'on puisse assimiler ces eaux aux vinasses elles-mêmes, il est néanmoins permis de penser que l'action de la chaux doit être jusqu'à un certain point analogue dans les deux cas.

Quoi qu'il en soit, nous devons exposer maintenant de quelle manière et avec quel succès elle a été appliquée jusqu'ici à l'épuration des vinasses.

Bassins d'épuration. — Dans les instructions données par le conseil central d'hygiène du département du Nord il est dit :

« Après la distillation, amener les vinasses bouillantes im-
» médiatement dans une série de bassins d'épuration géminés,
» séparés les uns des autres par des déversoirs de superficie.
» Les murs et les fonds de ces bassins seront en bonne maçon-
» nerie. Le premier bassin servira principalement à combiner
» la vinasse bouillante avec de la chaux vive en poudre qui
» devra y être jetée d'intervalle à intervalle, à raison de deux
» kilogr. par hectolitre de vinasse. Ce bassin aura 10 mètres
» de longueur sur 3 mètres de largeur au moins, et $1^{m},30$ de
» profondeur. La matière qu'il renfermera sera maintenue en
» un état continuel d'agitation, soit par un moyen méca-
» nique, soit par l'effort d'un homme armé d'un ringard. Le
» bassin n° 2 présentera une superficie de 100 mètres carrés
» et une profondeur de $1^{m},10$. Il servira au dépôt des matières
» solides, ainsi que le bassin n° 3 de même superficie, et de
» 90 centimètres de profondeur.

» Chacune des deux séries de bassins ci-dessus prescrites
» servira à recevoir alternativement les vinasses de la distil-
» lerie, tandis que l'autre, mise en chômage, sera curée à vif
» fond. Ce nettoiement sera opéré au moins tous les cinq jours,
» ou plus souvent si l'activité de la fabrique l'exige, etc. »

Ces bassins dont la construction a été rendue obligatoire, et que la commission d'enquête a vus fonctionner dans plusieurs usines, n'ont point toujours donné, au point de vue de la purification des vinasses, les résultats qu'on s'était proposé d'obtenir. Cela tient, d'une part à l'incurie et à la négligence de quelques fabricants qui ont incomplétement exécuté les prescriptions de l'autorité, d'autre part à des conditions inhérentes à la construction des bassins eux-mêmes, et peut-être aussi à l'usage immodéré qui a été fait de la chaux.

Développons ces divers points :

Dans certaines usines, les bassins n'ont jamais été établis ; dans d'autres ils ont mal fonctionné, parce qu'ils étaient mal construits et que leur capacité trop exiguë était hors de proportion avec la masse des eaux qu'ils devaient recevoir. Mais dans quelques distilleries, où toutes les précautions semblaient avoir été prises pour assurer la clarification des vinasses, ce résultat n'a pas été obtenu. Les eaux se sont écoulées troubles par la crête de déversement du dernier bassin. Ici l'insuccès ne dépend pas du mode d'opération, il tient à la construction même des bassins et au système de clarification qu'ils doivent réaliser.

Une vinasse étant traitée par la chaux, il s'y forme un précipité qui se dépose, et il reste à la surface un liquide clair qu'on peut décanter. La construction des bassins dont il s'agit doit être conçue de manière à faciliter ce dépôt et à permettre cette décantation. Or, il arrive qu'à mesure que les matières solides s'y accumuleut et que la couche en devient plus épaisse, le mouvement de translation de l'eau devient aussi plus rapide et le dépôt se fait par cela même plus difficilement. Dans ces conditions, les eaux qui entrent dans le bassin ne font que s'étaler et couler en nappe à la surface des dépôts déjà formés, et la clarification devient, sinon impossible, du moins très incomplète.

D'ailleurs, en supposant même que ces bassins de dépôt et de décantation pussent fonctionner en toute circonstance, de manière à amener une clarification complète du liquide, ce résultat ne suffirait pas pour assurer les bons effets de l'opération. En effet, les vinasses clarifiées par la chaux renferment encore en dissolution des matières organiques qui, en se décomposant ultérieurement, peuvent devenir une cause d'infection. Un excès de chaux peut jouer un rôle important dans cette décomposition en favorisant la formation d'acides gras volatils et odorants, et particulièrement celle de l'acide butyrique.

Or, il ne semble pas qu'on se soit assez préoccupé jusqu'ici des inconvénients que peut entraîner l'emploi d'un grand excès de chaux. La commission d'enquête a pu se convaincre que dans les bassins de certains établissements les eaux sont fortement alcalines. On conçoit qu'il puisse en être ainsi si l'on n'apporte pas le plus grand soin au dosage de la chaux et si on se contente, comme on le fait, de la jeter à la volée dans le premier bassin. Dans ces conditions, il n'est que trop facile et trop commode d'abuser de la chaux qui, en sursaturant la liqueur, mettra en liberté de la potasse et de l'ammoniaque. Ajoutons qu'il est probable qu'un liquide chargé de matières organiques, comme le sont les vinasses, est capable de dissoudre la chaux en plus forte proportion que ne peut le faire l'eau pure. Tous les chimistes demeureront d'accord que l'alcalinité très prononcée de ces vinasses est une mauvaise condition, au point de vue de leur conservation. L'excès d'alcali favorise la fermentation acide et particulièrement la fermentation butyrique. Les faits que l'on a observés à l'usine de Boyelles semblent venir à l'appui de cette proposition. On a remarqué, en effet, dans cette localité, que les eaux fortement alcalines à la sortie des bassins, en coulant lentement dans le lit du Cojeul, ne tardaient pas à perdre cette alcalinité, à devenir acides et à dégager une odeur tenace et repoussante d'acide butyrique. Lors de la visite que la commission d'enquête a faite à Boyelles, en février dernier, M. Chevreul a constaté que les eaux du Cojeul, recouvertes à ce moment d'une couche de glace, renfermaient encore de l'acide butyrique.

Ainsi, tout en approuvant l'emploi de la chaux, votre commission croit devoir signaler les inconvénients qui peuvent résulter de l'usage immodéré de cette substance.

Elle pense qu'il en faut mettre une quantité suffisante pour déterminer la précipitation et pour rendre possible la décantation ou la filtration. Obligée de s'en tenir à ces termes généraux, elle ne saurait prescrire les doses. C'est à la pratique qu'il appartient de les fixer dans chaque cas particulier.

Les remarques critiques qui viennent d'être exposées ne sont pas destinées à affaiblir la confiance que peut inspirer l'emploi méthodique de la chaux, comme moyen de purification des vinasses. Les inconvénients inhérents à ce système d'épuration, tel qu'il a été pratiqué jusqu'aujourd'hui, disparaîtraient peut-être par l'adoption de quelques dispositions que nous allons indiquer.

En ce qui concerne la saturation par la chaux, un bassin, c'est-à-dire un réservoir offrant une grande surface sur une faible profondeur, ne réalise pas les conditions qu'exige ce genre d'opération. Une cuve profonde ou une large citerne semblerait préférable. Dans la pensée de la commission, deux de ces cuves devraient être installées dans chaque usine; l'une se remplirait pendant que le liquide contenu dans l'autre serait traité par un lait de chaux, puis déversé dans les bassins de dépôt. Pour faciliter le mélange et la combinaison avec la chaux, il serait nécessaire d'agiter le liquide. Le tuyau d'une pompe devrait plonger jusqu'au fond de chaque cuve. Rien ne serait plus facile que d'effectuer l'agitation du liquide et son déversement dans les bassins, en distrayant pour ces opérations mécaniques une portion minime de la force motrice dont dispose chaque établissement.

La vinasse traitée par la chaux doit être débarrassée du précipité qu'elle tient en suspension. Le système de bassins géminés peut convenir pour cet usage. Seulement, pour remédier aux inconvénients qui ont été signalés plus haut, il semblerait nécessaire d'abandonner ce mode de décantation et de déversement par trop plein, qui n'a donné jusqu'ici que des résultats incomplets, et d'y substituer les procédés d'une véritable filtration. Cette opération pourrait se faire à l'aide de barrages de sable ou de digues filtrantes qui formeraient une des parois du bassin. Deux cloisons en planches, parallèles, percées de trous, maintenues au besoin par des murs de pierres sèches et séparées par un intervalle qu'on remplirait de sable, voilà une disposition simple et peu coûteuse qui réaliserait ces barrages. Les digues filtrantes pourraient être formées par deux rangs de fascines séparées par une couche de sable. Le liquide filtré à travers la première digue serait reçu dans un second bassin, traverserait une seconde digue et pourrait au besoin éprouver une troisième filtration.

Pour que ces filtres de sable puissent fonctionner d'une manière efficace, il faut que les bassins situés en contre-bas les uns des autres, et toujours remplis, reçoivent à chaque instant autant de liquide que le barrage ou la digue filtrante en laisse écouler. On peut assurer la régularité de l'écoulement en modifiant, suivant les besoins, la hauteur réelle et efficace de la digue filtrante, par le moyen d'une pale régulatrice placée en aval de la digue et par-dessus laquelle les eaux filtrées se déversent en nappe. Pour les détails de cette construction, nous renvoyons à un mémoire de M. Parrot (1) qui a appliqué la disposition dont il s'agit à la filtration des eaux de lavage de certains minerais. Elle a l'avantage de faciliter beaucoup le dépôt des matières insolubles. En effet, le liquide s'écoulant par la digue sur une certaine hauteur, le mouvement de translation des eaux dans l'intérieur du bassin s'établit, non plus par des courants superficiels, mais sur une profondeur correspondant à la hauteur réelle de la digue, c'est-à-dire lentement et de manière à permettre le dépôt des matières insolubles.

En raison de la nature mucilagineuse du précipité suspendu dans les vinasses, il est probable que les filtres s'engorgeraient

(1) *Annales des mines*, 1830, t. VIII, p. 33.

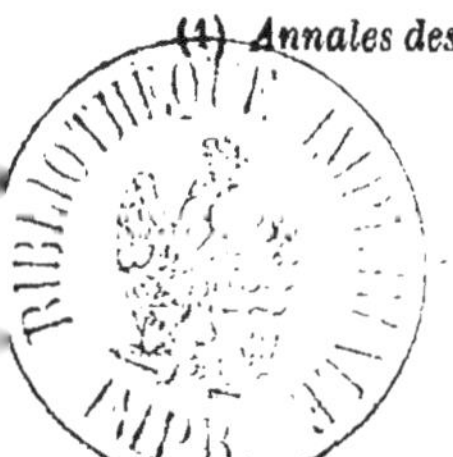

au bout de quelque temps. Il suffirait de laver le sable par un courant d'eau pour le remettre en état de servir de nouveau.

Ajoutons qu'en dehors des procédés décrits plus haut d'autres modes de filtration pourraient être adoptés par les fabricants. La condition essentielle qu'ils devront réaliser sera de clarifier complétement les vinasses traitées par la chaux et destinées à être filtrées.

Epuration des vinasses par infiltration à travers des terrains argileux drainés. — Votre commission a pensé que les procédés du drainage pourraient être appliqués avec succès à l'épuration ou même à l'absorption des vinasses. A cet égard, deux systèmes différents ont fixé son attention ; l'un consiste à filtrer les eaux impures à travers une surface relativement restreinte d'un terrain argileux drainé ; l'autre, à les faire absorber par une étendue considérable de terres en culture et drainées au besoin.

Le premier de ces systèmes pourrait trouver une application assez générale dans les départements du nord. En effet, le sol de ces départements est partout formé par de l'argile ou par un mélange d'argile et de sable. De pareils terrains peuvent se prêter encore à la filtration des vinasses, et cette filtration est bien plus efficace que celle que l'on peut effectuer à travers le sable. En effet, l'argile est douée de la propriété d'absorber et de retenir les matières organiques solubles que contiennent les eaux dont on l'arrose. Fixées sur l'argile, ces matières organiques se consument lentement au contact de l'air, et peuvent devenir ainsi une source de fertilité pour le sol qui les a absorbées.

Qu'il nous soit permis de citer ici quelques expériences de M. Hervé-Mangon concernant l'absorption des matières solubles des vinasses par la terre argileuse. De l'argile pure, de la marne calcaire, des mélanges à parties égales d'argile et de marne, d'argile et de sable, ont été arrosés avec une vinasse très riche donnant 60 grammes de résidu solide par litre, et qui a été ajoutée à la dose de 3 à 4 pour 100 du poids total de la terre. Ces mélanges exposés à l'air n'ont exhalé aucune odeur. Au bout de dix jours on les a lavés, on a filtré le liquide et on l'a fait évaporer : le résidu de l'évaporation ne renfermait plus de vinasse.

Dans un autre essai, M. Hervé-Mangon a cherché à se placer dans des conditions plus voisines de la pratique. A cet effet il a introduit dans des tubes verticaux de 1m,30 de hauteur de la terre argileuse naturelle recueillie aux environs d'Arras. Il a versé à la partie supérieure de cette terre une couche de vinasse de 3 centimètres d'épaisseur, et il a soigneusement recueilli le liquide qui s'est écoulé au bas du tube. Évaporé, ce liquide n'a laissé qu'un résidu organique tout à fait insignifiant. Si, comme ces expériences le démontrent, le sol argileux possède la propriété d'absorber les matériaux solubles des vinasses, il n'en faudrait pas conclure que son pouvoir absorbant est en quelque sorte illimité. Un pareil sol étant arrosé avec des quantités considérables de vinasses, il arriverait un moment où l'argile, saturée de matières organiques, refuserait d'en retenir davantage. Ces considérations sont de nature à laisser entrevoir les avantages d'un pareil drainage restreint sur un sol argileux, comme aussi les limites et les inconvénients de cette opération. Les eaux qui s'écouleront par les drains seront plus pures que celles qui résulteraient de la filtration à travers le sable ; mais comme l'absorption par la terre argileuse se fait lentement et que, pour assurer la purification des eaux, il faut que la masse des matériaux à absorber soit dans une juste proportion avec la masse de la couche filtrante, il devient nécessaire d'affecter à cette opération une étendue de terrain assez considérable. Il est impossible d'assigner, *a priori*, des limites précises à la surface de ces terres. Néanmoins il est permis de penser que, dans les cas ordinaires et pour une quantité de vinasses ne dépassant pas 800 à 1200 hectolitres par jour, un ou deux hectares pourraient suffire. Que l'on suppose, en effet, qu'il s'agisse de faire absorber par voie d'infiltration dans des terres drainées d'une étendue de 1 hectare 1000 hectolitres ou 100 mètres cubes de vinasses par jour, la couche de liquide que cette surface devra absorber en vingt-quatre heures n'aura qu'une épaisseur de 1 centimètre. Une surface plus grande serait nécessaire pour les usines les plus considérables. Sans vouloir trop préciser les choses, il est permis de penser que, dans ces cas, 3, peut-être 4 hectares devraient être affectés à la clarification des vinasses. Une pareille étendue comprendrait une masse de 45,000 à 60,000 mètres cubes de terre argileuse propre à l'absorption, en supposant que les drains soient placés à 1 mètre 50 centimètres de profondeur.

Ces terrains, préalablement nivelés avec soin, pourraient au besoin être entourés d'une petite digue propre à empêcher les fuites latérales. Peut-être serait-il utile de les diviser en un certain nombre de compartiments dont chacun recevrait à son tour les vinasses écoulées en vingt-quatre heures. Après avoir reçu ces vinasses, le compartiment chargé serait pour ainsi dire abandonné au repos pendant quelques jours avant d'en recevoir une nouvelle quantité. Dans cet intervalle, la filtration pourrait s'effectuer complétement et les terres auraient le temps de s'égoutter et de se dessécher jusqu'à un certain point. Du reste, cette distribution fractionnée assurerait la répartition uniforme des vinasses sur toute la surface du terrain, en remédiant aux inconvénients qui résulteraient d'un défaut de nivellement et d'infiltrations trop abondantes sur les parties déclives. Il est important de faire remarquer ici que la clarification serait incomplète si l'on n'apportait le plus grand soin au tassement des terres accumulées sur les drains. En effet, s'il restait des vides dans les tranchées, les vinasses se seraient bientôt frayé, dans ces espaces trop perméables, des voies assez larges pour rendre la filtration imparfaite.

A la fin de la campagne, c'est-à-dire vers le mois de mars ou d'avril, ces terres pourraient être rendues à la culture. Recouvertes d'une couche de limon, et saturées jusqu'à une grande profondeur de matières fertilisantes, elles pourraient se passer d'engrais.

Pour la campagne suivante, une nouvelle étendue de terrain pourrait à son tour être affectée à l'épuration des vinasses et recevoir, pour les saisons à venir, les mêmes éléments de fertilité. C'est ainsi que les résidus des distilleries, alternativement distribués, dans le cours des années, sur les champs avoisinant les usines, au lieu d'être une cause d'insalubrité et un sujet de souffrance pour les populations, pourraient devenir une source de richesse pour l'agriculture.

La condition importante qu'il s'agirait de réaliser pour assurer l'efficacité de ce système serait de donner à la surface de filtration une étendue suffisante. Il est bien entendu qu'il ne sera applicable que dans les localités où la couche de terre argileuse offre une profondeur suffisante, et où la surface du sol s'élève au moins à 1 mètre 50 centimètres au-dessus du niveau des cours d'eau.

Absorption des vinasses par des terres en culture. — Le système qui consisterait à employer les vinasses en irrigations ou en arrosements, et que nous allons exposer maintenant, exige l'annexion à l'usine d'une étendue considérable de terres en culture. C'est là un inconvénient qui rendra difficile, sinon impossible, son application générale. Mais, comme dans certains cas il peut rendre de grands services, nous allons indiquer sommairement les conditions que nécessite son emploi.

Tout le monde conviendra que les substances contenues dans les vinasses, matières organiques diverses, azotées et non azotées, suspendues ou dissoutes, principes minéraux tels que le salpêtre et les sels ammoniacaux, que toutes ces matières sont des éléments de fertilité et constituent de véritables engrais pour les terres sur lesquelles elles sont répandues. Le sulfate de chaux lui-même, si nuisible lorsqu'il est introduit dans les cours d'eau avec les vinasses, peut contribuer d'une manière efficace à l'amendement des terres. Malheureusement ces matériaux fertilisants sont délayés dans des masses d'eau tellement considérables, que le transport et la distribution de cet engrais liquide et étendu deviendraient une charge onéreuse pour une exploitation agricole. Nous essayerons de montrer néanmoins que ces inconvénients, tout en diminuant les avantages que l'on pourrait retirer de l'application de ce système, ne sont point de nature à en compromettre le succès d'une manière absolue.

Comment transporter dans tous les points et aux extrémités d'un domaine d'une cinquantaine d'hectares, par exemple, ces quantités énormes de vinasses qu'une grande distillerie rejette pendant cinq à six mois de l'année? Cette question soulève une difficulté réelle. Elle peut recevoir diverses solutions.

Lorsque les pentes naturelles du terrain s'y prêtent, les vinasses peuvent être répandues sur les terres par voie d'irrigation dans des tranchées ouvertes et dans des rigoles.

C'est le système le plus économique. Là où la configuration du terrain ne permet pas son application, il faut recourir aux procédés qui consistent à refouler les vinasses, sous une pression considérable, dans des tuyaux de fonte posés dans les champs. La pression exercée sur le liquide permet de le répandre uniformément par voie d'arrosement à l'aide de tuyaux flexibles, terminés par des lances à incendie.

Ces procédés, employés dans beaucoup de localités en Angleterre, ont été appliqués dernièrement à la distribution des engrais liquides de Bondy, dans les terres de la ferme de Vaujours.

Enfin un troisième système consisterait à combiner les deux précédents, c'est-à-dire à faire arriver les vinasses au moyen de tuyaux souterrains dans des réservoirs placés au milieu des terres et qui perdraient leurs eaux par le moyen de rigoles d'irrigation.

L'établissement de ces tuyaux de fonte dans un domaine d'une certaine étendue est sans doute une opération dispendieuse. Un agriculteur qui installerait ce système tubulaire dans ses terres, pour y répandre un engrais aussi étendu que le sont les vinasses, trouverait difficilement dans les bénéfices de l'exploitation une compensation suffisante des frais d'installation et d'entretien. Mais ce n'est point ainsi qu'il faut envisager cette question. Dans l'espèce ce n'est point seulement l'exploitation agricole qui aurait à supporter les frais dont il s'agit. Il serait de toute justice qu'on en attribuât une partie à l'entreprise industrielle elle-même. C'est l'industrie qui crée l'embarras, elle doit supporter la charge.

Construction de bassins, traitement par la chaux, filtration à travers le sable, toutes ces opérations constituent un sacrifice en pure perte, mais un sacrifice nécessaire. L'établissement d'un système tubulaire est une charge plus lourde sans doute, mais qui peut trouver une certaine compensation dans les bénéfices de l'opération agricole.

Nous devons ajouter que l'emploi le plus avantageux des vinasses, comme engrais, consisterait peut-être à les répandre en irrigations sur les prairies. Il est bien permis en effet de comparer les vinasses et les eaux d'égout en ce qui concerne leur application à l'agriculture, et l'on sait que les eaux d'égout sont devenues, sous ce rapport, en Écosse et aux environs de Milan, l'objet de tentatives longtemps prolongées et couronnées de succès. Il existe, dans le voisinage d'Édimbourg, des prairies sur lesquelles on répand depuis soixante ans, par le moyen d'irrigations faites à ciel ouvert, une partie des eaux d'égout de cette cité.

D'après une évaluation approximative, la couche d'eau qui passe annuellement sur la surface de ces prairies et qui s'y infiltre offre une épaisseur de plus de deux mètres. Telle est la puissance d'absorption d'un sol convenablement drainé.

Le système qui consiste à faire absorber les vinasses par les terres ou à les répandre en irrigations ne peut-il pas devenir une cause d'insalubrité, en favorisant dans les endroits où le sol serait alternativement sec et humide la formation de principes odorants ou même de miasmes paludéens? Grave question qui a été soulevée dans le rapport de M. Chevreul et discutée dans le sein de la commission. Il est permis d'espérer que les effets nuisibles dont il s'agit ne se manifesteront point sur des terres convenablement drainées où l'absorption est rapide, où l'écoulement des eaux surabondantes est facile, où l'accès de l'air est possible. On ne pourrait craindre le danger des émanations fétides que dans le cas où l'irrigation se ferait à ciel ouvert, par le moyen de fossés et de rigoles. Les bords et le fond de ces fossés pourraient se couvrir de débris organiques dans certains endroits. On remédierait à cette accumulation de matériaux fermentescibles, par un bon entretien et par un curage fréquent des fossés.

Il n'est d'ailleurs pas inutile de faire remarquer ici que, dans le cas où les vinasses seraient employées en irrigations, il faudrait en séparer préalablement les débris grossiers qu'elles peuvent entraîner.

Il ne nous reste que peu de mots à ajouter concernant quelques autres moyens proposés ou même pratiqués pour remédier aux dangers qui résultent de l'écoulement des vinasses dans les cours d'eau.

Puits absorbants. — Parmi ces moyens nous devons signaler ici les puits absorbants ou boit-tout. On en connaît les inconvénients; ils sont sujets à s'obstruer, ils peuvent corrompre les puits du voisinage; en un mot, les cas où leur établissement peut être considéré comme offrant des garanties sérieuses à la santé publique sont extrêmement rares. Ces cas t été si bien définis par M. Chevreul que nous demandons la permission de reproduire ici les passages de son Rapport qui les concernent :

« Les boit-tout, sorte de puits creusés dans le sol avec l'in-
» tention d'y faire écouler des eaux qui sont à sa surface,
» n'ont d'efficacité qu'à trois conditions.

» La première est que les liquides qu'on fera écouler dans
» les boit-tout ne corrompront pas la nappe d'eau potable qui
» alimente les puits et les sources d'eau servant aux usages
» économiques du pays où les boit-tout seront creusés.

» La seconde est que les boit-tout aient leur fond dans une
» couche parfaitement perméable, autrement le terrain,
» bientôt saturé, ne permettra plus au boit-tout d'absorber
» l'eau.

» La troisième est que la couche perméable où se rendra
» l'eau qu'on veut évacuer de la superficie du sol, étant située
» au-dessous de la nappe d'eau qui alimente les puits du
» pays, cette couche perméable ne conduise pas les eaux dans
» une nappe d'eau servant à l'économie domestique d'un pays
» autre que celui où le boit-tout est creusé. »

Peut-être parviendrait-on à diminuer les inconvénients que présentent les puits absorbants et à améliorer les conditions de leur emploi, en n'y recevant que des liquides préalablement clarifiés par la filtration à travers le sable.

Concentration des vinasses. — On avait eu la pensée de se débarrasser des vinasses par la concentration. Si cette opération devait se faire par la chaleur d'un combustible, même de qualité très inférieure, elle entraînerait des frais énormes, qui ne seraient que faiblement compensés par la valeur des sels contenus dans les résidus. Il ne faut point songer à un pareil expédient.

Nous en dirons autant du procédé qui consisterait à soumettre les vinasses à l'évaporation par le moyen de bâtiments de graduation construits avec des débris organiques de peu de valeur, tels que paille de colza, fanes de pommes de terre, tiges de pavots et de topinambours, etc. On avait espéré qu'en orientant dans la direction des vents régnants ces amas de matériaux légers et volumineux, et en y faisant ruisseler les vinasses, l'évaporation serait assez active et assez complète pour que les résidus solides en s'accumulant à la surface de ces débris et en se putréfiant avec eux, finissent par les transformer en une sorte d'engrais. Une seule considération suffit pour détruire ces illusions. Le travail devant se faire en hiver, l'évaporation ne sera jamais assez active pour que l'on puisse espérer que des centaines de mètres cubes d'eau se dissipent en vapeur dans un seul jour et pour une seule usine.

En résumé, les moyens sérieux que l'on peut employer pour remédier aux inconvénients résultant de l'évacuation des vinasses dans les cours d'eau sont les suivants :

1° Substitution de l'acide chlorhydrique à l'acide sulfurique pour la fermentation du jus de betteraves ;

2° Traitement des vinasses par la chaux dans un système de bassins ;

3° Leur filtration à travers une surface limitée d'un terrain drainé ;

4° Leur absorption par une étendue considérable de terres en culture et drainées au besoin.

Les deux premiers moyens sont des palliatifs plutôt que des remèdes véritables ; les derniers sont plus efficaces, comme il semble, mais aussi d'une application plus difficile. Tous pourront trouver suivant les circonstances un utile emploi. S'agit-il d'une usine située sur un cours d'eau important, la neutralisation et au besoin une simple clarification pourront suffire. Dans le cas, au contraire, où les usines voudraient évacuer leurs résidus dans des cours d'eau offrant un débit et une pente faibles, les vinasses devront être épurées avec soin.

Il est à craindre que cette purification ne puisse, dans aucun cas, être assez complète pour qu'il soit permis d'assimiler les liquides clarifiés à l'eau ordinaire. Votre commission estime en conséquence qu'il y a lieu d'interdire l'écoulement des vinasses épurées dans les fossés et dans les mares ; elle croit en outre que leur évacuation dans les cours d'eau pourrait encore offrir de graves inconvénients, dans les cas où le volume des liquides évacués ne formerait pas une très faible fraction du débit de ces cours d'eau.

En ce qui concerne les moyens d'épuration, elle pense que les procédés du drainage peuvent être plus efficaces que le traitement par la chaux et la filtration à travers le sable. Toutefois elle hésite à recommander à l'administration de faire à cet égard des prescriptions formelles. Quoique, dans sa pensée, les procédés dont il s'agit aient le double avantage d'offrir une garantie sérieuse contre l'infection des cours d'eau et d'employer au profit de l'agriculture des résidus qui renferment des éléments fertilisants, elle croit néanmoins que quelque chose leur manque encore, la sanction d'expériences faites sur les lieux mêmes.

L'administration, dans sa sagesse, provoquera ces expériences et les voudra aussi complètes et aussi démonstratives que possible. En attendant, sera-ce trop présumer des efforts de la commission que de penser qu'elle aura préparé les voies et donné dans le présent rapport quelques indications pour une solution au moins provisoire de la question ? Elle n'a point visé plus haut. Dans son opinion, les difficultés qu'il s'agit de surmonter ne sont point de nature à recevoir une solution uniforme et absolue ; et le moment n'est pas venu où l'administration puisse, en toute sécurité, prescrire des procédés de purification. Pour la campagne prochaine, elle voudra laisser, quant au choix de ces procédés, une certaine initiative aux fabricants, se bornant à les éclairer de ses conseils.

De leur côté les propriétaires des usines redoubleront d'efforts, et, choisissant parmi les indications qui ont été données celles qui pourront convenir à leur situation particulière, ils parviendront à améliorer un état de choses qui est devenu un danger pour la santé publique et un embarras pour eux-mêmes. L'administration n'est point restée indifférente en présence d'un mal qui n'a fait que s'accroître depuis quatre ans ; en présence de l'incurie ou du mauvais vouloir de quelques-uns, elle ne serait point désarmée. Mais, dans son désir de concilier tous les intérêts, elle a reculé jusqu'ici devant l'exercice rigoureux des droits que la législation lui confère. L'appel qu'elle adressera de nouveau aux fabricants sera entendu, nous n'en doutons pas.

Quant à ceux qui ne seraient pas en mesure de profiter des indications données, il leur resterait une ressource extrême : ce serait de modifier le travail de leurs usines. Parmi les procédés qui ont été employés pour la distillation des betteraves, celui de Champonnois et celui de Le Play ne donnent lieu, en effet, qu'à des quantités de vinasses relativement peu considérables, et dont il est facile de se débarrasser en les répandant sur les terres. Il serait fort désirable que l'emploi de ces procédés pût se généraliser. Ils trouveront principalement une application avantageuse dans les distilleries de moindre importance, et surtout dans celles qui seraient annexées à de grandes exploitations rurales. Déjà un certain nombre de propriétaires ont réalisé cette heureuse combinaison. Elle présente les garanties les plus sérieuses au double point de vue de la sécurité commerciale de l'entreprise et de la salubrité publique. Dans ces établissements, où l'activité de l'usine peut se régler sur l'étendue et sur les besoins de la ferme, l'évacuation des résidus n'offrira plus de difficultés réelles. Les pulpes seront consommées par les bestiaux et les vinasses iront féconder les terres.

Ces considérations contribueront peut-être à dissiper dans vos esprits tous les doutes concernant l'avenir de la belle industrie dont il s'agit. Dût-elle faire de nouveaux sacrifices, dût-elle, dans certains cas transformer son économie ou ses procédés, elle survivra à la crise actuelle.

En terminant, nous avons l'honneur de prier les deux comités de vouloir bien donner leur approbation aux vues qui sont développées dans le présent rapport, en proposant à Son Excellence M. le ministre l'adoption des mesures suivantes pour la campagne qui va s'ouvrir.

L'évacuation des vinasses dans les cours d'eau ou leur absorption par le sol ne pourra avoir lieu, à l'avenir, qu'aux conditions et avec les restrictions énoncées ci-après.

Article premier. — L'écoulement de ces résidus dans les fossés ou mares à eaux stagnantes ne pourra être toléré dans aucun cas.

Leur évacuation dans les puits absorbants ne pourra être autorisée qu'à titre provisoire et sous toute réserve de retrait des autorisations données, dans le cas où ce moyen présenterait des inconvénients constatés.

Art. 2. — L'acide libre contenu dans les vinasses devra être neutralisé.

Art. 3. — Les vinasses provenant du traitement du jus de betteraves par l'acide sulfurique ne pourront être évacuées dans les cours d'eau qu'après avoir été clarifiées complétement, soit par voie d'infiltration à travers un sol argileux drainé, soit par la chaux et la filtration à travers le sable, ou tout autre moyen de filtration équivalent.

Les cours d'eau dans lesquels ces vinasses clarifiées seront évacuées, devront avoir, au moment des plus basses eaux, un débit journalier variant au minimum de trois cents fois à cinq cents fois le volume des vinasses, suivant la rapidité plus ou moins grande du courant, le voisinage ou l'éloignement des grandes rivières ou de la mer ou toutes autres circonstances favorables ou défavorables à la prompte évacuation des résidus nuisibles.

Art. 4. — Les vinasses provenant du traitement du jus de

betterave par l'acide chlorhydrique devront, comme les précédentes, être clarifiées par l'un ou l'autre des moyens spécifiés ci-dessus, et ne pourront être évacuées que dans les cours d'eau offrant un débit journalier égal, au minimum, à cent fois le volume des vinasses.

Art. 5. — Dans le cas où quelque nouveau système de traitement présentant des garanties de salubrité suffisantes serait proposé, les préfets, sur l'avis des conseils d'hygiène, pourront en autoriser l'essai.

Art. 6. — Les fabricants qui feront absorber leurs vinasses par voie d'arrosage sur des prairies ou des terrains en culture, ne seront assujettis à aucune condition spéciale en ce qui concerne le traitement de ces vinasses. Ils seront simplement tenus de faire à l'administration la déclaration préalable du système qu'ils se proposent d'employer, et d'indiquer l'étendue et la situation des terres qu'ils voudront arroser.

Art. 7. — Les autorisations d'évacuer les vinasses dans les cours d'eau, accordées par les préfets, seront toujours révocables dans les cas où les moyens d'épuration employés seraient reconnus insuffisants.

Art. 8. — La commission émet le vœu qu'il soit institué dans les départements du Nord et du Pas-de-Calais un service de surveillance pour assurer l'exécution des mesures prescrites.

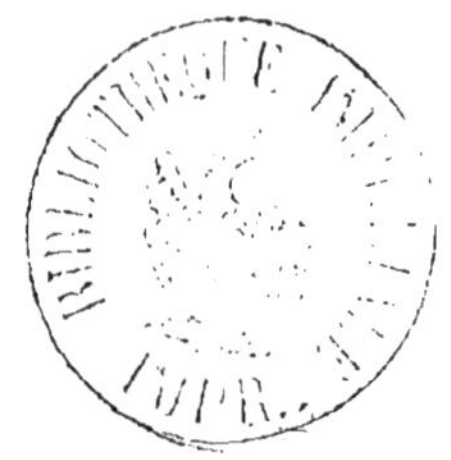

www.ingramcontent.com/pod-product-compliance
Ingram Content Group UK Ltd.
Pitfield, Milton Keynes, MK11 3LW, UK
UKHW012126240726
13965UKWH00005B/1996

9 782013 049047